BEI GRIN MACHT SICH IHR WISSEN BEZAHLT

- Wir veröffentlichen Ihre Hausarbeit, Bachelor- und Masterarbeit

- Ihr eigenes eBook und Buch - weltweit in allen wichtigen Shops

- Verdienen Sie an jedem Verkauf

Jetzt bei www.GRIN.com hochladen und kostenlos publizieren

GRIN

Der demografische Wandel in Deutschland. Die Auswirkungen auf den Arbeitsmarkt im Pflegebereich

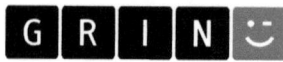

Bibliografische Information der Deutschen Nationalbibliothek:

Die Deutsche Nationalbibliothek verzeichnet diese Publikation in der Deutschen Nationalbibliografie; detaillierte bibliografische Daten sind im Internet über http://dnb.d-nb.de abrufbar.

ISBN: 9783346937339
Dieses Buch ist auch als E-Book erhältlich.

Druck und Bindung: Books on Demand GmbH, Norderstedt Germany
Gedruckt auf säurefreiem Papier aus verantwortungsvollen Quellen

Das vorliegende Werk wurde sorgfältig erarbeitet. Dennoch übernehmen Autoren und Verlag für die Richtigkeit von Angaben, Hinweisen, Links und Ratschlägen sowie eventuelle Druckfehler keine Haftung.

Das Buch bei GRIN: https://www.grin.com/document/1390385

FACHBEREICH
WIRTSCHAFTSWISSENSCHAFTEN

PÄDAGOGISCHE HOCHSCHULE
LUDWIGSBURG

HAUSARBEIT

Der demografische Wandel und seine Auswirkungen auf den Arbeitsmarkt im Pflegebereich in Deutschland

Master Lehramt Sekundarstufe
I
(PO 2015)

Modulprüfung Modul 2
Datum: 14. Januar 2022

Abbildungsverzeichnis

1. Einleitung

Viel diskutiert und durch zahlreiche Statistiken schon oft prognostiziert ist der demografische Wandel in Deutschland längst angekommen. Bereits nach dem Jahrtausendwechsel setzte die „demografische Wende" ein, indem es zum ersten Mal mehr Personen über 60 Jahre gab als Personen unter 20 Jahre. Die Bevölkerung Deutschlands ist demografisch eine der ältesten der Welt. Die Zahl der älteren Menschen nimmt aufgrund steigender Lebenserwartung immer mehr zu und die Zahl der jüngeren immer mehr ab, weil die Geburtenrate jedes Jahr absinkt. Der demografische Wandel prägt unsere Gesellschaft, wobei die einen ihn als Katastrophe sehen und das Ende der Familie, den Kollaps des Rentensystems und den Untergang der Wirtschaft befürchten. Die anderen nehmen ihn gelassener und weisen auf Übertreibung und Angsteinjagen hin, um dadurch soziale Kürzungen zu rechtfertigen, obwohl ihrer Meinung nach die Entwicklung politisch gestaltbar ist. Eine alternde Gesellschaft verändert sich, es stellt sich die Frage wie und mit welchen Konsequenzen?

Der demografische Wandel stellt den Politik und Wirtschaft vor immense Herausforderungen. Besonders auf dem Arbeitsmarkt im Gesundheits- und Pflegebereich sind die Auswirkungen drastisch, sowohl für Pflegende als auch Kranke und Pflegebedürftige. In der Pflege müssen immer mehr zu versorgende ältere Menschen von immer älter werdendem Pflegepersonal betreut werden. Auf die Zukunft gesehen stellt sich hier die Frage, wer pflegt die immer älter werdenden Menschen, wenn die Zahl der jüngeren immer mehr abnimmt, die älteren Pflegekräfte in den Ruhestand gehen und immer weniger Pflegepersonal zur Verfügung steht?

Diese Hausarbeit befasst sich mit dem demografischen Wandel und richtet dabei den Fokus auf die Auswirkungen in der Pflegebranche. Welche Konsequenzen ergeben sich aufgrund der Veränderung der Alterstruktur in der Pflege? Welche Möglichkeiten sind vorhanden, um dem Fachkräftemangel in der Pflege entgegenzusteuern?
Zuerst wird ein allgemeiner Überblick mit Definition des demografischen Wandels gegeben. Anschließend wird der Arbeitsmarkt in Deutschland in Bezug auf den Pflegesektor näher betrachtet und die Auswirkungen des demografischen Wandels aufgezeigt. Der letzte Teil der Arbeit befasst sich mit möglichen Handlungsstrategien zur Verbesserung des Arbeitsmarktes im Pflegebereich.

Aus Gründen der besseren Lesbarkeit verwende ich in dieser Arbeit ausschließlich die männliche Form, es können dabei sowohl männliche, weibliche und diverse Personen gemeint sein.

2. Der Demografische Wandel

2.1. Begriffsdefinitionen

2.1.1. Demografie

Der Begriff „Demografie" kommt aus dem Griechischen und bedeutet Volksbeschreibung. Hierbei handelt es sich um die Wissenschaft von der Bevölkerung, die den gegenwärtigen Zustand der Bevölkerung in Bezug auf Größe, Altersaufbau, Geburtenhäufigkeit, Zuwanderung usw. beschreibt und daraus Prognosen für die Zukunft wie Bevölkerungszunahme oder -abnahme, künftiger Altersaufbau usw. abgibt. Politik und Wirtschaft sind auf diese Daten angewiesen, da sie sich frühzeitig mit prognostizierten demografischen Entwicklungen befassen müssen, um zum Beispiel Arbeitsmarkt-, Renten-, Schul- und Wohnungsbaupolitik sowie zukünftige Investitionen sinnvoll zu gestalten (vgl. Bundeszentrale für politische Bildung, 2020).

In der Zeitschrift „Politik und Unterricht" wird Demografie als Wissenschaft definiert, die sich mit dem Leben, Werden und Vergehen menschlicher Bevölkerungen auseinandersetzt, dabei ihre Zahl und Verteilung im Raum sowie die für die Veränderungen verantwortlichen Faktoren berücksichtigt. Der Begriff stammt aus dem griechischen, wobei „démos" das „Volk" und „graphé" die „Schrift, Beschreibung" bedeutet. Natürliche Bevölkerungsbewegungen wie Geburten und Sterbefälle, Verhaltenskomplexe wie Heirats- und Scheidungsverhalten sowie Bevölkerungsentwicklungen werden von der Demografie deskribiert, erläutert und analysiert. Hierfür werden Statistiken aus Stichproben und Volkszählungen mit Kennziffern wie Geburten-, Fruchtbarkeits-, Sterbe-, Migrationsrate und Lebenserwartung verwendet (vgl. Ernst-Schmidt & Klein, 2016, S. 18).

2.1.2. Demografischer Wandel

Kurz gefasst lässt sich der demografische Wandel wie folgt erklären: In der vorindustriellen Zeit betrug die Geburtenrate pro Frau fünf bis sechs Kinder, wobei davon zwei bis drei das Erwachsenenalter nicht erreichten. Heute liegt in den europäischen Ländern die Geburtenrate pro Frau bei zwei oder weniger Kindern, die jedoch zu 99 Prozent das 40. Lebensjahr erlangen. Zur Erhaltung eines Bevölkerungsbestandes sind 2,1 Kinder pro Frau notwendig. Die demografische Entwicklung wird von drei wesentlichen Faktoren beeinflusst: Zu- oder Auswanderung, Geburtenrate und Sterblichkeitsrate. Der damit verbundene Strukturwandel wird unsere Gesellschaft in vielen Bereichen verändern, sei es auf Kommunal-, Landes- oder Bundesebene, auf dem Arbeitsmarkt, in der Familienpolitik oder den Sozialversicherungen (vgl. Weber, 2019, S. 16 & Kühn, 2017).

2.2. Der demografische Wandel in Deutschland

Kuhlmey und Blüher bezeichnen die demografische Entwicklung in Deutschland als „dreifaches Altern" der Gesellschaft: die Anzahl der über 60-jährigen nimmt aufgrund steigender Lebenserwartung zu, 2060 wird jeder Dritte mindestens 65 Jahre alt sein- Der Bevölkerungsanteil der Personen über 60 Jahre gegenüber den Personen unter 20 Jahre steigt ebenfalls aufgrund der seit Jahren anhaltenden Geburtendefizite stetig und der Anteil Hochaltriger mit über 80 Jahren expandiert besonders stark (vgl. Kuhlmey & Blüher, 2014, S. 185-189 & Statista Lebenserwartung, 2021).

Die geburtenstarken Jahrgänge 1955 bis 1970 stellen die größte Altersgruppe in Deutschland dar, die nach und nach von der Erwerbstätigkeit in den Ruhestand übergeht. Die momentanen Geburtenraten können das Defizit in Bezug auf die Sterbefälle nicht kompensieren, dadurch altert unsere Gesellschaft mit allen Konsequenzen, auch für das Pflegesystem. Deutschland bildet seit Anfang der 1970er Jahre das Schlusslicht bei der Geburtenrate in der Europäischen Union Jahre, diese liegt momentan bei 1,5 Kindern je Frau. In den letzten Jahren wurde der demografische Wandel in Deutschland insbesondere durch die Migration beeinflusst, deshalb kann nicht vorausgesagt werden, ob die Einwohnerzahl in den kommenden Jahrzehnten sinken wird. In Deutschland betrug die Einwohnerzahl Ende 2020 rund 83,16 Millionen, für das Jahr 2060 prognostiziert das Statistische Bundesamt nur noch 74,39 Millionen Menschen (vgl. Troger, 2019, S. 6-8 & Statista Demografischer Wandel, 2021).

2020 wurden in Deutschland 773.144 Menschen geboren und 985.620 sind gestorben. Damit stieg die Zahl der Sterbefälle im Vergleich zum Vorjahr um 5 Prozent, dieser hohe Anstieg ist jedoch auf die Corona-Pandemie zurückzuführen. Das Defizit zwischen Geburten und Sterbenden konnte durch Zuwanderungen aus dem Ausland ausgeglichen werden (vgl. Statista Demografischer Wandel, 2021).

Wie die Statistiken zeigen, werden wir immer älter. Die durchschnittliche Lebenserwartung bei Geburt ist in den letzten 60 Jahren um knapp 12 Jahre gestiegen und beträgt nach der Sterbetafel 2018/2020 für neugeborene Jungen 78,6 Jahre und für Mädchen 83,4 Jahre. Am Ende des 19. Jahrhunderts lag die Lebenserwartung noch bei unter 40 Jahren, Mitte des 20. Jahrhunderts bei über 60 Jahre. Im internationalen Vergleich liegt Deutschland knapp hinter der Spitzengruppe der Länder mit der höchsten Lebenserwartung. Je wohlhabender eine Gesellschaft ist, desto höher steigt auch die Lebenserwartung an. Die Gründe hierfür liegen in den verbesserten Lebensbedingungen, vor allem medizinische Fortschritte, steigender Wohlstand, bessere Arbeits- und Hygienebedingungen sowie gesündere Ernährung und geringerer körperlicher Verschleiß (vgl. Kühn, 2017 & Bundesministerium für Gesundheit Beschäftigte, 2021 & Statista Demografischer Wandel, 2021).

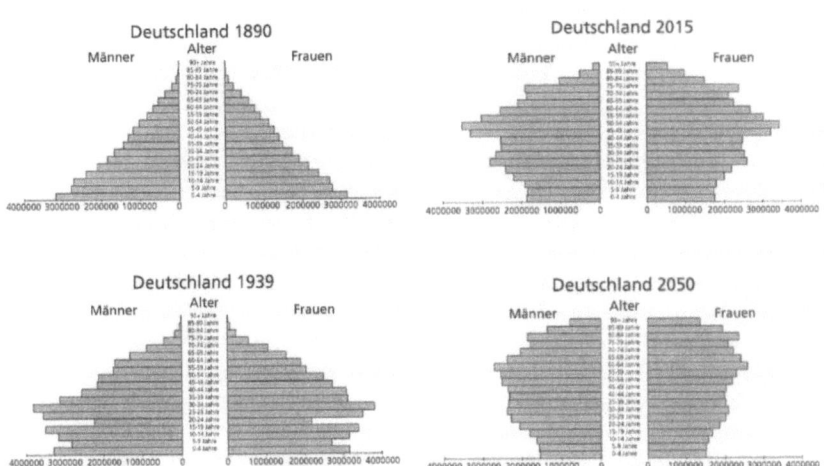

Abbildung 1: Altersaufbau in Deutschland
Quelle: Weber, 2019, S. 31

Die Überalterung in Deutschland lässt sich sehr schön an den Schaubildern zur Altersverteilung erkennen. Die Darstellung der Altersstruktur der Bevölkerung entsprach in Deutschland 1910 noch der Idealform eines Bienenstocks mit konstanter Bevölkerungszahl. Inzwischen haben viele Industriestaaten, darunter auch Deutschland, die typische Urnen- oder Zwiebelform, die für niedrige Geburtenrate bei immer höherer Lebenserwartung steht und somit eine Überalterung der Bevölkerung aufzeigt (vgl. Troger, 2019, S. 5-6).

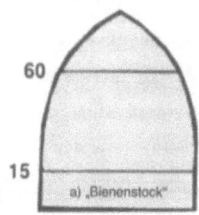 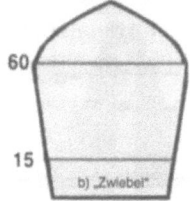

Abbildung 2: Grundformen der Altersstruktur
Quelle: Troger, 2019, S. 5

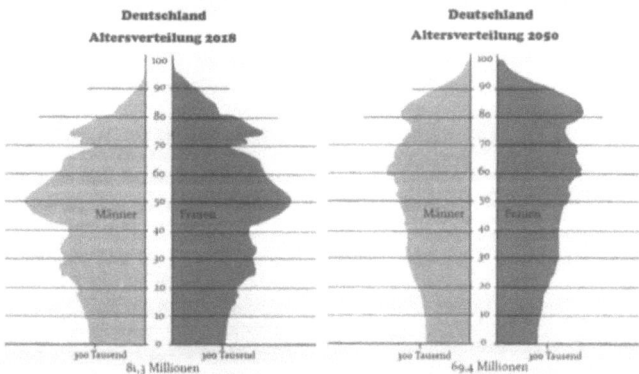

Abbildung 3: Altersverteilung für Deutschland: 2018 und prognostiziert 2050

Quelle: Troger, 2019, S. 5

Zum 31.12.2020 stellte die größte Personengruppe die 40- bis 49-jährigen mit 23,38 Prozent dar, danach folgten gleich mit 18,27 Prozent die 65-jährigen und älteren. Die Gruppe der über 60-jährigen machte 2020 bereits 24,1 Prozent der Bevölkerung aus.

Deutschland hat kontinuierlich sinkende Geburtenzahlen bei gleichzeitig hoher Lebenserwartung, dadurch einen großen Anteil älterer Menschen sowie einen geringen Anteil jüngerer. Die Hauptursachen für den demografischen Wandel in Deutschland liegen somit in der geringen Fertilität von 1,5 und der steigenden Lebenserwartung. Demographen benutzen die Fertilität als Angabe, wie viele Kinder eine Frau im Lauf ihres Lebens zur Welt bringt. Sie wird häufig mit der zusammengefassten Geburtenziffer (TFR für total fertility rate) dargestellt (vgl. Habekuß, 2017 & Statista Demografischer Wandel, 2021).

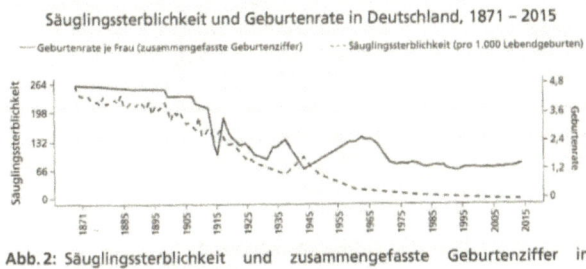

Säuglingssterblichkeit und Geburtenrate in Deutschland, 1871 – 2015

Abb. 2: Säuglingssterblichkeit und zusammengefasste Geburtenziffer in Deutschland, 1871–2015

Abbildung 4: Säuglingssterblichkeit und Geburtenrate in Deutschland, 1871 - 2015
Quelle: Weber, 2019, S. 26

In Deutschland bedeuten Kinder große finanzielle Aufwände mit hohen Opportunitätskosten, deshalb entscheiden sich viele Paare dafür, kinderlos zu bleiben. Die meisten wohlhabenden Staaten haben Sozialversicherungssysteme, die Kinderlose auch im Alter absichern, so dass in diesen Staaten der Aspekt der Altersvorsorge durch die Kinder entfällt. Ein weiterer Grund für die geringe Fertilität liegt in der Frauenerwerbsquote, die sich in Deutschland zwischen 2003 und 2020 von 61,9 auf 76,9 erhöht hat. Immer weniger Paare entscheiden sich für ein oder mehrere Kinder. Hierbei spielen auch veränderte Lebensformen, steigender wirtschaftlicher Wohlstand, Familienpolitik, Bildungsgrad, Beruf und Zukunftsängste eine Rolle. Troger führt an dieser Stelle die nur halb so große Geburtenziffer bei Akademikerinnen an und verweist auf den von Demographen und Soziologen festgestellten negativen Zusammenhang zwischen Bildung und sozialem Status der Familie auf der einen Seite und der Kinderzahl auf der anderen Seite. Akademikerpaare haben im Durchschnitt keine oder weniger Kinder und das Gebäralter der Frauen ist höher als bei Paaren mit niedrigem Bildungsniveau.

Die Zahl der Geburten nimmt immer weiter ab und das Verhältnis zwischen älteren und jungen Menschen gerät aus dem Gleichgewicht. Hier betont Troger jedoch: „Die generelle Alterung der europäischen (und im Übrigen noch stärker der japanischen) Bevölkerung ist viel weniger den niedrigen Geburtenraten geschuldet, als vielmehr der rasant gestiegenen Lebenserwartung" (Troger, 2019, S.8) (vgl. Weber, 2019 & Troger, 2019, S. 6-8 & Statista Erwerbstätigenquote, 2021).

Die demografische Entwicklung hat zudem enorme Auswirkungen auf unsere sozialen Sicherungssysteme, da diese zum Großteil umlagefinanziert sind: der erwerbstätige Bevölkerungsteil zahlt für die aktuellen Rentner (Generationenvertrag). Der sogenannte Altersquotient (ALQ) verdeutlicht das Verhältnis zwischen Rentnern und Erwerbsfähigen. Der ALQ wird von momentan 0,33 auf 0,60 in 20 Jahren steigen Der Bevölkerungsrückgang erzeugt unter Umständen auch ökonomische Probleme. Die Nachfrage nach Konsumgütern und die Zahl der Erwerbstätigen sinken, dadurch verringert sich die Wirtschaftsleistung. Dabei steigt die Nachfrage nach staatlichen Dienstleistungen für ältere Menschen und kann aber nicht mehr finanziert und geleistet werden (vgl. Heckel, 2017 & Troger, 2019, S. 8-10 & Hradil, 2015, S. 80).

2.3. Demografischer Wandel und der Arbeitsmarkt

Das Altern der Bevölkerung verursacht viele Probleme auf dem Arbeitsmarkt. Aufgrund der immer älter werdenden Erwerbstätigen ist der Erfahrungsschatz sehr groß, neues Wissen wird jedoch immer rarer. Auch die Arbeitsproduktivität droht zu sinken, da zwar ein Erfahrungsvorsprung besteht, jedoch aufgrund des schnellen technischen Wandels immer mehr Fort- und Weiterbildungen erforderlich sein werden (vgl. Hradil, 2016, S. 81-82).

Problematisch ist auch der allgemeine Arbeitskräftemangel. Im Jahr 2018 gab es in Deutschland 51,8 Millionen Menschen im erwerbsfähigen Alter zwischen 20 bis 66 Jahren. Abhängig von der Zuwanderungsquote wird die erwerbstätige Bevölkerung bis zum Jahr 2035 um circa 4 bis 6 Millionen sinken und im Jahr 2060 sich bei etwa 40 bis 46 Millionen bewegen. Bei einem konstanten oder sogar höherem Bedarf an Arbeitskräften wird auf vielen Sektoren auf dem Arbeitsmarkt ein Mangel an qualifizierten Fachkräften auftreten.

Hinzu kommt noch die geringe Bildungsexpansion, die seit 1990 in Deutschland sehr vernachlässigt wurde und sich im demografischen Wandel zusätzlich äußerst negativ auswirkt (vgl. Bundeszentrale für politische Bildung, 2020 & Hradil, 2016, S. 80 - 82).

3. Pflege in Deutschland

Dank guter Lebensverhältnisse und des medizinischen Fortschritts können viele Menschen in Deutschland sich bis ins hohe Alter einer guten Gesundheit erfreuen. Leider nimmt jedoch mit zunehmendem Alter das Risiko schwerer Krankheitsentwicklungen mit mehreren interagierenden Erkrankungen zu. Diese „Geriatrietypische Multimorbidität" stellt die Hauptursache für Pflegebedürftigkeit dar. Die Zahl der Pflegebedürftigen stieg von 2,63 Millionen im Jahr 2013 auf 4,6 Millionen Ende 2020. Die meisten werden zu Hause entweder von Angehörigen oder ambulanten Pflegediensten betreut. Gemäß dem Pflegereport der Bertelsmann Stiftung wird die Zahl der Pflegebedürftigen bis 2030 um 50 Prozent steigen und die Zahl der in der Pflege Beschäftigten sinken (vgl. Kuhlmey & Blüher, 2014, S.185-189 & Panjas, 2021 & Bundesministerium für Gesundheit Beschäftigte, 2021 & Pyrlik, 2020, S. 10).

Das Sozialgesetzbuch (SGB) XI regelt die „Soziale Pflegeversicherung" in Deutschland über 153 Paragraphen. Dabei wird die Pflegebedürftigkeit eines Menschen in diesem Buch im zweiten Kapitel in § 14 Absatz (1) wie folgt definiert: „Pflegebedürftig im Sinne dieses Buches sind Personen, die gesundheitlich bedingte Beeinträchtigungen der Selbständigkeit oder der Fähigkeiten aufweisen und deshalb der Hilfe durch andere bedürfen. Es muss sich um Personen handeln, die körperliche, kognitive oder psychische Beeinträchtigungen oder gesundheitlich bedingte Belastungen oder Anforderungen nicht selbständig kompensieren oder bewältigen können. Die Pflegebedürftigkeit muss auf Dauer, voraussichtlich für mindestens sechs Monate, und mit mindestens der in § 15 festgelegten Schwere bestehen." (Walhalla Fachredaktion, 2021, S. 1334).

3.1. Situation auf dem Arbeitsmarkt

Die wachsende Anzahl Pflegebedürftiger lässt den Bedarf an allen Gesundheitsberufen, vor allem an Pflege- und Betreuungsdienstleistungen, stark zunehmen. Da der demografische Wandel das Arbeitskräftepotenzial insgesamt sinken lässt, wird die

Lücke in den Berufen des Pflegesektors immer größer. Bereits heute fehlen in allen Pflegeberufen Fachkräfte, die Bundesagentur für Arbeit meldet zum Stand 2020 13.235 freie Fachkräftestellen in der Altenpflege und 7.039 Stellen an Helferkräften (vgl. Panjas, 2021 & Tröger, 2019, S. 48-49 & Bundesministerium für Gesundheit Beschäftigte, 2021).

Die Anzahl Beschäftigter in der Pflegebranche hat sich von 1999 bis 2019 fast verdoppelt und beträgt nun rund 780.000. Der Anteil an Teilzeitbeschäftigten ist mit 71 Prozent sehr hoch, der Grund hierfür liegt in der hohen Frauenquote von 83 Prozent.
Die Zahl der Auszubildenden in der Altenpflege betrug zum Schuljahr 2019/2020 74.760 und hat sich damit zum ersten Mal seit fünf Jahren um 5,9 Prozent im Vergleich zum vorhergehenden Schuljahr erhöht. Seit 01.01.2020 gibt es eine neue Ausbildung zum Beruf der Pflegefachfrau / des Pflegefachmanns und Ende 2020 befanden sich bereits 53.610 Auszubildende in dieser Ausbildung (vgl. Bundesministerium für Gesundheit Beschäftigte, 2021).

Im ambulanten Bereich der Altenpflege nahm die Zahl der Pflegekräfte seit 2013 um mehr als 100.000 zu und betrug im Jahre 2019 422.000 Beschäftigte. Davon arbeiteten 28 Prozent als Vollzeitkräfte und etwas mehr als ein Drittel in Teilzeit mit über 50 Prozent. Auch der Anteil geringfügig Beschäftigter ging zurück und lag bei circa 17 Prozent. Im stationären Bereich der Altenpflege wuchs die Zahl der Beschäftigten ebenfalls von 685.000 im Jahr 2013 auf 796.000 im Jahr 2019. Der Anteil der Vollzeitkräfte liegt hier bei 29 Prozent, 41 Prozent sind Teilzeitkräfte und die geringfügig Beschäftigten belaufen sich nur auf acht Prozent. 25 Prozent der Pflegekräfte sind sowohl im ambulanten als auch im stationären Bereich staatlich anerkannte Altenpfleger*innen. In der ambulanten Pflege befinden sich mit einem Fünftel auch viele Gesundheits- und Krankenpfleger*innen, während diese in der stationären Pflege nur mit sechs Prozent vertreten sind. Ohne einen beruflichen Abschluss im Pflegesektor arbeiten neun Prozent im ambulanten und zwölf Prozent im stationären Pflegebereich (vgl. Panjas, 2021).

Gravierende personelle Engpässe in der Alten- und Krankenpflege zeigen die Arbeitsmarktdaten. Der Boom in Bezug auf die Nachfrage nach Pflegefachkräften hält ungebrochen an, dagegen nimmt die Beschäftigungsquote im Pflegesektor nur langsam zu und kann mit der Nachfrage nach Pflegekräften nicht Schritt halten. Die Zahl der bei der Bundesagentur für Arbeit gemeldetet offenen Stellen in der Kranken- und Altenpflege ist im Zeitraum 2012 bis 2018 um 40 Prozent in der Krankenpflege und um 71 Prozent in der Altenpflege gestiegen. Erschwerend kommt hinzu, dass die Vakanzzeit offener Stellen - das ist die Zeit zwischen Meldung und Neubesetzung - in keiner anderen Berufsgruppe so lang ist wie in der Altenpflege. Für Altenpflegefachkräfte beträgt sie 183 Tage und für Krankenpflegefachkräfte 154 Tage. Trotz allen Bemühungen liegt die Zahl der nicht besetzten Stellen in den Pflegeberufen bei über 20.000. Insgesamt wird somit ein deutliches Ungleichgewicht von Nachfrage nach Pflegekräften und deren Angebot sichtbar, das im Bereich der Altenpflege nochmals verschärft auftritt (vgl. Bundesministerium für Gesundheit Beschäftigte, 2021 & Berufsgenossenschaft für Gesundheitsdienst und Wohlfahrtspflege (BGW), 2020).

Die Engpässe in der Kranken- und Altenpflege herrschen seit Jahren auf bundesweiter Ebene. Die Fachkräfteengpassanalyse 2020 der Bundesagentur für Arbeit zeigt bei den Fachkräften für Altenpflege Engpässe in allen Bundesländern auf:

Anm. der Red.: Diese Abb. wurde aus urheberrechtlichen Gründen entfernt.
Abbildung 5: Fachkräfte Gesundheit, Krankenpflege, Rettungsdienst und Geburtshilfe 2020

Quelle: Bundesagentur für Arbeit, 2021, S. 20

Abbildung 6: Fachkräfte Altenpflege 2020

Quelle: Bundesagentur für Arbeit, 2021, S. 20

Wie in der Analyse zu sehen ist, existieren beim Berufsbild ‚Fachkraft Altenpflege' über alle Bundesländer hinweg Engpässe, es wird durchschnittlich in der Kranken- und Altenpflege ein Gesamtwert von 2,8 Punkten erreicht. In der Krankenpflege sind besonders deutliche Engpässe in den Bundesländern Niedersachsen/Bremen, Hessen, Rheinland-Pfalz/Saarland, Baden-Württemberg und Bayern zu erkennen, es werden hier Gesamtwerte von 2,8 Punkten erreicht. Thüringen hat einen Wert von 2,0 Punkten und liegt dabei beim Fachkräftemangel nur knapp über der Engpassgrenze. Dagegen sind in der Altenpflege die Engpässe deutlich ersichtlich, es werden ohne Ausnahme bei nahezu allen Ländern hohe Werte zwischen 2,7 und 3,0 Punkten erzielt, was für einen deutlichen Engpass spricht. Nur Mecklenburg-Vorpommern verzeichnet mit 2,3 Punkten einen niedrigeren Wert. Die aktuelle Corona-Pandemie verschärft neben der Alterung der Gesellschaft die Nachfrage nach Pflegedienstleistungen (vgl. Bundesagentur für Arbeit, 2021, S.20).

Zusammenfassend lässt sich die Arbeitsmarktsituation im Pflegebereich durch zwei gegenläufige Trends charakterisieren: zum einen steigt der Bedarf an Pflegekräften aufgrund des demografisch bedingten Anstiegs der Anzahl Pflegebedürftiger und zum andern besteht bereits heute ein gravierender Mangel an Pflegefachkräften in der Alten- und Krankenpflege.

3.2. Gründe für den Personalmangel

Der hohe Kosten-, Effizienz- und Innovationsdruck bei sinkender Investitionsförderung belastet den Pflegesektor. Der Personalmangel in der Pflege in den Krankenhäusern ist vor allem auf die verschlechterten Arbeitsbedingungen, die sich in Folge der veränderten ökonomischen Rahmenbedingungen seit Mitte der 1990-er Jahre ergaben, zurückzuführen. Die Zahl der Krankenhausfälle stieg kontinuierlich an, während die Zahl der Pflegekräfte stetig abnahm. Seit 1997 wurden die Krankenhausbudgets pauschal zur Entlastung der Krankenkassen immer mehr gekürzt, wodurch ein Stellenabbau im Pflegedienst eingeleitet wurde, der sich über Jahre hinweg fortsetzte. In der ambulanten Pflege sind die Rahmenbedingungen ebenfalls schwierig, jedoch weniger als im Krankenhaussektor. Durch die Pflegeversicherung können mehr als ein Drittel der Ausgaben der ambulanten Pflege gedeckt werden, dennoch muss diese immer noch mit sehr geringen Mitteln auskommen. Dadurch sind auch die Arbeitsbedingungen der Pflegekräfte nicht sehr attraktiv (vgl. Simon, 2014, S. 238-241).

Dass es zu wenige Pflegefachkräfte in Deutschland gibt, ist für viele Experten nicht verwunderlich, da Bezahlung und Arbeitsbedingungen im internationalen Vergleich nicht leistungsgerecht und unterdurchschnittlich sind. Der Wunsch zu helfen und mit Menschen zu arbeiten ist eines der Hauptmotive für die Ergreifung des Pflegeberufes. Wenn dann in der Ausbildung die gewonnenen Erfahrungen nicht mit den tatsächlich herrschenden Bedingungen übereinstimmen, führt das überwiegend bei jüngeren Fachkräften zu Enttäuschungen und zum vorzeitigen Berufsausstieg. Aufgrund der hohen Berufsabbruchrate liegt die durchschnittliche Berufsverweildauer von Pflegekräften bei nur 8,4 Jahren. Viele Pflegekräfte arbeiten unter Hochdruck und haben zu wenig Zeit für die Versorgung der Pflegebedürftigen, was wiederum zu einem hohen Belastungsdruck in psychischer und physischer Hinsicht führt. Die hohe Arbeitsbelastung resultiert aus dem Personalmangel im Pflegebereich und führt ebenso zum einen häufig zur Berufsaufgabe und zum anderen werden potenzielle junge Arbeitnehmer abgeschreckt, einen Pflegeberuf zu ergreifen.

Dadurch bildet sich noch ein größerer Mangel an Pflegepersonal. Des Weiteren spielt der hohe Anteil an Teilzeitbeschäftigten eine große Rolle, viele Einrichtungen wollen lieber Teilzeitkräfte, da sie mit ihnen flexibler agieren können. Ferner ist der Organisierungsgrad in der Pflege niedrig, es fehlt an einer übergeordneten Pflegeberufekammer, die sich für Tarifverträge und bessere Arbeitsbedingungen einsetzt (vgl. Tittes, 2019, S. 1-2 & Pyrlik, 2020, S. 10-21 & Pflegenot Deutschland, 2021).

In der Pflegeausbildung stellt sich die Situation ebenfalls als schwierig dar. Der Krankenhaus- und Pflegesektor konkurrieren mit anderen Branchen um die Besetzung von Ausbildungsplätzen. Dadurch sind die Nachwuchskräfte in der Pflege nicht so einfach vorhanden. Lange Ausbildungszeiten für examinierte Pflegekräfte und keine adäquate Entlohnung tragen weiter zur Verschärfung der Lage bei (vgl. Bundesministerium für Gesundheit Beschäftigte, 2021 & Berufsgenossenschaft für Gesundheitsdienst und Wohlfahrtspflege (BGW), 2020).

3.3. Auswirkungen der demografischen Entwicklung

Mit zunehmendem Alter wächst die Zahl derer, die Unterstützung brauchen, um ihren Alltag bewältigen zu können. Ende 1999 gab es 2,02 Millionen Pflegebedürftige, Ende 2009 stieg die Anzahl bereits auf 2,34 Millionen und Ende 2019 waren 4,13 Millionen Menschen pflegebedürftig (vgl. Statista, Demografischer Wandel, 2021).

Anm. der Red.: Diese Abb. wurde aus urheberrechtlichen Gründen entfernt.

Abbildung 7: Arbeitgeberverband Pflege 2019

Quelle: Arbeitgeberverband Pflege, 2019

80 Prozent der Pflegebedürftigen wurden im Jahr 2019 zu Hause gepflegt und zwar 2,33 Millionen von den Angehörigen selbst und 0,98 Millionen von ambulanten Pflege-diensten.

In Pflegeheimen lebten dagegen nur 0,82 Millionen pflegebedürftiger Personen. Die überwiegende Mehrheit der älteren Menschen bleibt auch im hohen Alter im eigenen Hausstand, nur circa 4 Prozent der über 65-Jährigen lebt in einer Pflegeeinrichtung und auch bei den über 85-Jährigen sind es nur 18 Prozent (vgl. Statista Demografischer Wandel, 2021).

Die Wahrscheinlichkeit, auf Pflege angewiesen zu sein, nimmt vor allem ab dem 80. Lebensjahr deutlich zu. Vom Personenkreis der 65- bis 69-Jährigen waren nur 5 Prozent pflegebedürftig, bei den 70- bis 74-Jährigen erhöhte sich die Quote auf rund 8 Prozent, in der Altersgruppe der 80 bis 84 Jahre waren schon 26 Prozent auf Pflege angewiesen und bei den über 90-Jährigen stieg der Pflegebedarf auf 76 Prozent an. Die zunehmende Alterung der Gesellschaft in Deutschland wird auch für die kommenden Jahre für eine stetige Zunahme der Pflegebedürftigen sorgen und damit auch für einen steigenden Pflegebedarf (vgl. Statista, Demografischer Wandel, 2021).

Wie die Zahlen zeigen, wird heute noch der Großteil der auf Pflege angewiesenen Personen von familiären Pflegepersonen, die als informelle Pflegepersonen bezeichnet werden, versorgt. Das familiale Pflegepotential nimmt zukünftig jedoch aufgrund geringer Geburtenraten stetig ab, immer mehr ältere Menschen haben keine oder nur wenige Kinder und leben in Single-Haushalten. Wie das Statistische Bundesamt zum Internationalen Tag der älteren Menschen am 01. Oktober mitteilte, lebten im Jahr 2020 rund 5,9 Millionen Menschen ab 65 Jahren allein, das entspricht 34 Prozent. Bei den über 85-Jährigen stieg die Zahl der Alleinlebenden bereits auf 58 Prozent an.

Veränderte Lebens- und Familienformen, größere Mobilitäten und steigende Frauenerwerbstätigkeit mit zunehmenden Vollzeitjobs tragen ebenso zu einem Rückgang der informellen Pflegepersonen bei. An dieser Stelle ist die Politik sehr gefragt, denn abhängig von den Bedingungen, familiale Pflege und Berufstätigkeit vereinbaren zu können, wird die Entwicklung in Bezug auf informelle und professionelle Pflegeleistungen sein (vgl. Kulmey & Blüher, 2014, S. 193-195 & Statista Demografischer Wandel, 2021).

Die Zahl der pflegebedürftigen Menschen steigen laut Statistiken von 2020 bis 2050 um rund 45 Prozent auf 5,09 Millionen an.

Im Alter oder bei Krankheit möchte jeder liebevoll und gut versorgt werden, jedoch sieht die Realität in vielen Krankenhäusern und Pflegeheimen leider anders aus. Zum Teil sind zwei Pflegekräfte für bis zu 30 Patienten zuständig und der vielfach beschworene Pflegenotstand ist damit längst Realität geworden. Die Gewerkschaft ver.di rechnet mit einem Bedarf von 110.000 zusätzlichen Pflegefachkräften und Prognosen berechnen einen Mehrbedarf von 300.000 Stellen bis 2030. Wie groß der Bedarf an professionellem Pflegepersonal ist, zeigt die nachfolgende Abbildung 9 (vgl. Pflegenot Deutschland, 2021).

Anm. der Red.: Diese Abb. wurde aus urheberrechtlichen Gründen entfernt.
Abbildung 8: Bedarf an Pflegekräften in Deutschland
Quelle: Pieper, 2021

Pflegekräfte über 50 Jahre präsentieren mit 40 Prozent in der ambulanten und mit 42 Prozent in der stationären Pflege den größten Personalanteil. Eine sehr große Herausforderung stellt die Tatsache dar, dass diese Pflegekräfte in den kommenden Jahren in den Ruhestand gehen und ersetzt werden müssen. On Top kommen dann die noch die zusätzlich benötigten Pflegekräfte hinzu (vgl. Sell, 2019).

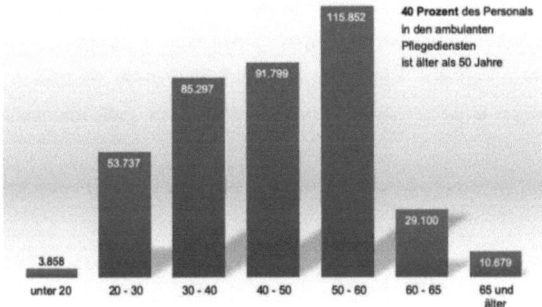

40 Prozent des Personals in den ambulanten Pflegediensten ist älter als 50 Jahre

Am Jahresende 2017 gab es **390.322** Beschäftigte in den ambulanten Pflegediensten.

Abbildung 9: Altersverteilung des Personals in den ambulanten Pflegediensten am Jahresende 2017

Quelle: Sell, 2019

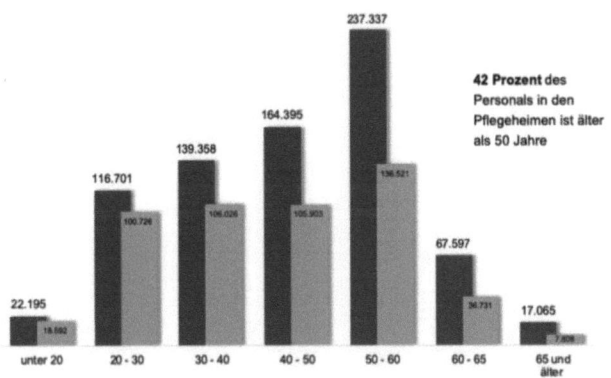

42 Prozent des Personals in den Pflegeheimen ist älter als 50 Jahre

- Personal insgesamt ■ Personal in der "körperbezogenen Pflege" und Betreuung

Am Jahresende 2017 gab es **764.648** Beschäftigte in den Pflegeheimen. Davon haben **512.307** in den Tätigkeitsbereichen „körperbezogene Pflege" und „Betreuung" gearbeitet. Unter den anderen Beschäftigten war das Personal im Hauswirtschaftsbereich mit mehr als **121.000** Beschäftigten die größte Gruppe – von denen mehr als 54 Prozent älter als 50 Jahre waren.

Abbildung 10: Altersverteilung des Personals in den Pflegeheimen am Jahresende 2017

Quelle: Sell, 2019

Die in der Zukunft benötigte Pflegeinfrastruktur lässt sich nicht exakt definieren, da sie von der Entwicklung der Pflegefallzahlen abhängig ist, die sich jedoch nicht genau prognostizieren lassen. Kochskämper & Kimpertz führten eine Untersuchung durch, bei der sie auf Basis der amtlichen Pflegestatistik länderspezifische Pflegeprävalenzen differenziert nach Alter und Geschlecht berechneten.

Durch die Übertragung der Pflegeprävalenzen auf die jeweilige Bevölkerungsentwicklung konnten sie die Entwicklung der Pflegefallzahlen simulieren. Die Simulation berücksichtigt den möglichen Einfluss durch eine steigende Lebenserwartung auf das Pflegefallrisiko. In zwei Szenarien stellen sie die Auswirkungen einer längeren Lebenserwartung vor (vgl. Kochskämper & Pimpertz, 2015, S. 63-64):

Annahmen zur Pflegebedürftigkeit bei steigender Lebenserwartung

Basisszenario (Medikalisierung)	Optimistisches Szenario (Kompression)
Zusätzliche Lebensjahre werden vollständig in Pflegebedürftigkeit verbracht.	Zusätzliche Lebensjahre werden frei von Pflegebedürftigkeit verbracht.
Dauer der Pflegebedürftigkeit nimmt im Durchschnitt aller Pflegefälle zu.	Dauer der Pflegebedürftigkeit bleibt im Durchschnitt aller Pflegefälle konstant.
Altersspezifische Prävalenz bleibt konstant.	Altersspezifische Prävalenz wird entsprechend gestiegener Restlebenserwartung in höhere Altersjahre verschoben.

Abbildung 11: Pflegefallszenarien
Quelle: Institut der deutschen Wirtschaft Köln

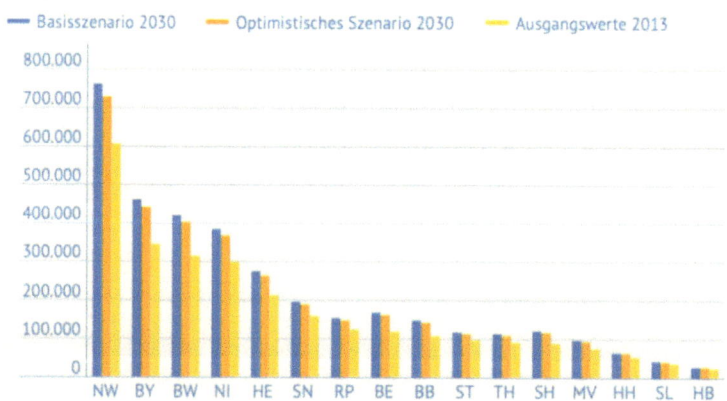

Angaben auf Basis der Personen in den Pflegestufen I bis III und mit eingeschränkter Alltagskompetenz

— Basisszenario 2030   — Optimistisches Szenario 2030   — Ausgangswerte 2013

Fortschreibung der Anzahl der Pflegebedürftigen auf Basis der 13. koordinierten Bevölkerungsvorausberechnung; Basisszenario: unveränderte altersspezifische Pflegefallwahrscheinlichkeiten, optimistisches Szenario: mit steigender Lebenserwartung in höhere Lebensalter verschobene altersspezifische Pflegefallwahrscheinlichkeiten. Quellen: Statistisches Bundesamt, 2011; 2015b; 2015c; 2015d; Institut der deutschen Wirtschaft Köln

Abbildung 12: Pflegebedürftige 2013 bis 2030
Quelle: Institut der deutschen Wirtschaft Köln

Bei beiden Szenarien steigen die Pflegefallzahlen in allen Bundesländern bis 2030 kräftig an. Die zunehmende Alterung der Gesellschaft führt auch beim optimistischen Szenario zu einem steigenden Pflegebedarf. Am höchsten ist der Zuwachs in Berlin und Brandenburg mit 38 und 33 Prozent, das Saarland verkraftet den demografischen Wandel mit knapp 15 Prozent am besten. Im Basisszenario fallen die Zuwächse um 5 bis 6,5 Prozent höher aus als beim optimistischen Szenario. Nach 2030 rücken die geburtenstarken Jahrgänge in die Altersstufen der Hochbetagten und deshalb steigt die Anzahl der Pflegefälle weiter. Bis 2050 müssen abhängig vom Szenario zwischen 1,5 und 1,9 Millionen zusätzliche Pflegefälle versorgt werden (vgl. Kochskämper & Pimpertz, 2015, S. 65).

4. Mögliche Handlungsstrategien für Verbesserungen des Arbeitsmarktes
im Pflegebereich

Wie wir erkennen müssen, nimmt der demografische Wandel in Deutschland immer mehr zu und kann auch durch keinerlei Maßnahmen gestoppt werden. In Anbetracht der beschriebenen Personalsituation im Pflegesektor muss im Folgenden die Frage untersucht werden: Warum gibt es zu wenig qualifiziertes Personal und wie begünstigen die strukturellen Rahmenbedingungen und aktuellen Prozesse diese Entwicklung?

Bei der Altenpflege handelt es sich um einen stark regulierten Sektor und aus diesem Grund können politische und rechtliche Rahmenbedingungen auf der einen Seite die bestehenden Probleme und Herausforderungen erklären. Sie sind jedoch auch in der Lage, durch Anpassungen einen Handlungsrahmen zu schaffen, in dem Lösungen und Strategien entwickelt und umgesetzt werden können. Gefordert ist hier somit die Politik, die den Pflegeberuf schlichtweg attraktiver gestalten muss. Laut verschiedener Studien haben 17 Prozent der befragten Pflegekräfte keine Motivation mehr für ihren Beruf und viele sind während der Corona-Pandemie nur aus Verantwortungsbewusstsein in ihrem Beruf geblieben. „Ein solcher Pflexit muss unbedingt verhindert werden" (Bundespflegekammer, 2021) appelliert Dr. Mai an die Parteien. Er erklärt weiter: „Gelingt es jetzt nicht, die Weichen für mehr Personal in der Pflege zu stellen, werden wir innerhalb weniger Jahre mit katastrophalen Versorgungsengpässen konfrontiert sein" (Bundespflegekammer, 2021). Das Hauptziel muss sein, die Pflege für die Bevölkerung sicherzustellen.

Bereits heute ist der Pflegefachkräftemangel Realität und bis zum Jahre 2035 gehen vierzig Prozent der Pflegefachkräfte in den Ruhestand. Somit besteht auf politischer Ebene höchste Dringlichkeit, denn der Personalmangel in der Pflege gefährdet die Gesundheitsversorgung der Bevölkerung und wirkt sich auf die Attraktivität des Berufes aus (vgl. Hackmann & Sulzer, S. 14-21 & Bundespflegekammer, 2021).

4.1. Konzertierte Aktion Pflege (KAP)

Im Jahr 2018 wurde die „Konzertierte Aktion Pflege (KAP)" zur Bekämpfung des Fachkräftemangels in der Pflege vom Bundesministerium für Gesundheit (BMG), Bundesministerium für Familie, Senioren, Frauen und Jugend (BMFSFJ) und Bundesministerium für Arbeit und Soziales (BMAS) gegründet. KAP sollte in Zusammenarbeit mit den Akteuren in der Pflege die Bedingungen für das Pflegepersonal verbessern und dadurch die Motivation zur Ergreifung des Pflegeberufes steigern. Es wurden Maßnahmen in fünf Arbeitsgruppen zur Umsetzung festgelegt, die von drei Ministerien begleitet werden:

1. Arbeitsgruppe: Ausbildung und Qualifizierung
2. Arbeitsgruppe: Personalmanagement, Arbeitsschutz und Gesundheitsförderung
3. Arbeitsgruppe: Innovative Versorgungsansätze und Digitalisierung
4. Arbeitsgruppe: Pflegekräfte aus dem Ausland
5. Arbeitsgruppe: Entlohnungsbedingungen in der Pflege

(Bundesministerium für Gesundheit Aktion Pflege, 2021).

4.2. Forderungskatalog der Bundespflegekammer (BPK)

Die Bundespflegekammer (BPK) zog nach zwei Jahren „Konzertierter Aktion Pflege (KAP)" Bilanz und stellte fest, dass die zentralen Themen immer noch nicht angegangen und umgesetzt wurden, lediglich Einzelmaßnahmen kamen zum Einsatz. Am 12. Mai 2021, dem Tag der Pflegenden, fordert die BPK die Bundesregierung zur Einleitung einer Pflegeoffensive auf und veröffentlicht einen Forderungskatalog mit fünf Kernforderungen (vgl. SpingerPflege Politik, 2021):

1. Personalausstattung verbessern durch Personalbemessungsverfahren, bundeseinheitlich gestaltete Ausbildung, Erhöhung der Ausbildungszahlen und Studienplätze, Integrationsprogramme für ausländisches Pflegepersonal, Digitalisierung und Aufbau einer Pflegereserve.

2. Mehr Mitsprache durch Beteiligungsrechte der Pflegeberufe in allen die Pflege betreffenden Gremien, durch Schaffung der Stelle einer „Chief Government Nurse" und durch eine Anschubfinanzierung für die Bundespflegekammer.

3. Neuverteilung der Aufgaben im Gesundheitswesen durch mehr Entscheidungsbefugnisse für Pflegefachpersonen, Beseitigung von rechtlichen Barrieren und Umsetzung von Modellprojekten zur Heilkundeübertragung und die Erarbeitung einer Roadmap für die Einführung des „Community Health Nursing", Schulgesundheitspflege bzw. „Advanced Practice Nursing".

4. Angemessene Bezahlung durch Angleichung der Gehälter in der Langzeitpflege und Rehabilitation an die der Krankenhauspflege, Einführung eines Tarifvertrages in der Langzeitpflege, Anhebung des Lohnniveaus auf 4.000 Euro brutto und Absicherung bei Erwerbsunfähigkeit.

5. Pflege gerecht finanzieren durch eine solidarische Regelung, Pflegebudget ohne Begrenzung nach oben im Krankenhaus, das DRG-System stoppen und Vorhaltekosten pauschal finanzieren. Als DRG (Diagnosis Related Groups) wird ein Klassifikationssystem für ein Pauschalabrechnungsverfahren im Krankenhaus bezeichnet.
(vgl. Bundespflegekammer, 2021 & SpringerPflege Politik, 2021).

Damit stellte die Bundespflegekammer fünf sehr wichtige Kernforderungen an die Politik. Die Bertelsmann-Stiftung hat ebenfalls Strategien gegen den Fachkräftemangel in der Altenpflege in Auftrag gegeben. Auch hier wurden Kernpunkte wie Rahmenbedingungen für die Entwicklung von Lösungen und Strategien angesprochen wie Verbesserung der Finanzierungssysteme, Implementierung von einheitlichen Personalschlüsseln in allen Bundesländern, Einführung der Bezahlung nach Tarif mit bundesweiten Tarifverträgen, Abschaffung der Heterogenität in den Ausbildungssystemen und die Etablierung von betrieblichen und überbetrieblichen Interessenvertretungen.

In Bezug auf die Ausbildung lassen die deutschen Ausbildungssysteme im Vergleich zu anderen Ländern wie zum Beispiel der Schweiz kaum Niveaustufen mit unterschiedlicher Komplexität zu, auch hier ist dringender Handlungsbedarf erforderlich (vgl. Hackmann & Sulzer, 2018, S. 14 – 21).

Bereits im Jahre 2010 benannte der Wohlfahrtsverband „PARITÄTISCHE Thüringen" in seiner „PATT-Fachkräftestudie" vier zentrale Handlungsfelder in der Pflege, die sich mit den heutigen Forderungen immer noch decken:

1. Zugewinn junger Nachwuchskräfte gegen die Überalterung des Personals
2. Reduzierung von Arbeitsbelastung in physischer und psychischer Hinsicht
3. Veränderung von Personalrekrutierung zur Stellenbesetzung
4. Weiterentwicklung von Personalmanagement

Dieser Wohlfahrtsverband unterstützt seine Mitglieder bei den gesellschaftlichen Veränderungsprozessen, wie sie sich zum Beispiel unter dem demografischen Wandel ergeben. Der Verband gestaltet die politisch etablierten Rahmenbedingungen und arbeitet eigene Lösungsvorschläge aus, er ist sozusagen der Motor seiner Mitglieder (vgl. Fraaß, 2012, S. 169-179).

Wie alle Forderungen deutlich zeigen, lässt sich die angespannte Personalsituation im Pflegesektor nicht lediglich über eine Erhöhung des Personalbestandes lösen, sondern der Beruf muss insgesamt durch Verbesserung der Arbeitsbedingungen, der Fachkräfteentwicklung und einer effiziente Ressourcenverteilung an Attraktivität gewinnen. Im Folgenden möchte ich kurz auf besonders relevante Themenfelder eingehen:

4.3. Vergütung von Pflegekräften

Die Vergütung stellt bei den Verbesserungen der Arbeitsbedingungen eine der wichtigsten Forderungen dar. Eine Fachkraft in der Altenpflege verdient durchschnittlich 2.621 Euro brutto pro Monat, wobei sehr große regionale Unterschiede bestehen. So bekommt zum Beispiel eine Altenpflegefachkraft in Vollzeit in Baden-Württemberg 2.937 Euro brutto und in Sachsen-Anhalt nur 1.985 Euro. Die Gehälter für Pflegefachpersonal in Krankenhäusern haben sich seit 2013 jedes Jahr um 2,35 bis 3 Prozent erhöht und auch die Tarifverträge des öffentlichen Dienstes wurden entsprechend angepasst. In der Altenpflege verdienen Pflegefachkräfte rund 600 Euro weniger als in der Krankenpflege.

Deshalb ist es erforderlich, flächendeckende Tarifverträge mit leistungsgerechter Vergütung und höheren Mindestlöhnen einzuführen, denn Pflegeassistenten und Betreuungskräfte werden oft nur nach Mindestlohn bezahlt. Auch erworbene Zusatzqualifikationen von Pflegefachkräften sind entsprechend in der Bezahlung zu honorieren, was heute leider überhaupt kaum erfolgt (vgl. Bundesministerium für Gesundheit Beschäftigte, 2021 & Hackmann & Sulzer, 2018, S. 22-25 & Lauter, 2017, S. 46-49).

Der hohe Anteil an Teilzeitkräften spielt eine weitere Rolle, denn die Bezahlung für einen Teilzeitjob in der Pflege reicht oft nicht für den Lebensunterhalt einer Familie aus. Über Arbeitszeitmodelle können die Stundenanzahlen erhöht und dadurch die finanzielle Situation und die Altersvorsorge verbessert werden (vgl. Hackmann & Sulzer, 2018, S. 14 – 21).

4.4. Handlungsfeld Personalpolitik

Weiterer Handlungsbedarf besteht bei den Arbeitsbedingungen und individuellen Entwicklungsmöglichkeiten. Pflege und Erwerbstätigkeit müssen durch verschiedene Arbeitsmodelle und flexiblere Arbeitszeiten in Einklang gebracht werden können, um länger gesund und motiviert arbeiten zu können. Analog zum „Erziehungsjahr" sollte ein gesetzlich gesichertes „Pflegejahr" eingeführt werden, das den erwerbstätigen Angehörigen erlaubt, unter vertretbaren Bedingungen auszusteigen und einen problemlosen Wiedereinstieg garantiert zu bekommen. Ebenso müssen die Handlungsfelder Kompetenz und Entwicklung, Personalgewinnung und Personalsicherung betrachtet und verbessert werden, um Weiterbildungsmöglichkeiten und Personalentwicklung zu sichern (vgl. Baldo und Thomas 2008, S. 32 & Freiling & Gottwald, 2012, S. 263-276).

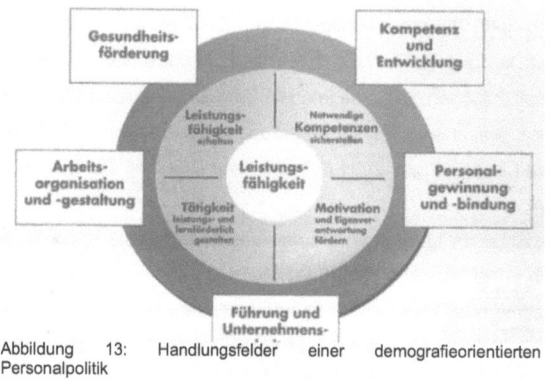

Abbildung 13: Handlungsfelder einer demografieorientierten Personalpolitik

Quelle: Freling & Gottwald, 2012, S. 265

4.5. Ausbildung in der Pflege

Wie belastend die Ausbildung in der Pflege zum Teil befunden wird, äußert Maximiliane Schaffrath in ihrem Buch „Systemrelvant" mit folgenden Worten: „Es ist der helle Wahnsinn, was ich hier erlebe. Diese Ausbildung toppt jeden Actionfilm." (Schaffroth, 2021, S.117). Auszubildende werden ausgebeutet, ins kalte Wasser geworfen und gemäß dem Laissez-faire Stil allein gelassen.

Um junge Menschen für einen Beruf in der Pflege zu begeistern, ist es erforderlich, Pflegeberufe attraktiv zu machen. Die Auszubildenden dürfen nicht als billige Arbeitskräfte gesehen werden, sondern ihnen ist Wissen zu vermitteln. Seit Jahren wird sich um die Professionalisierung der Pflege bemüht und mit dem Pflegeberufegesetz, das zum 1. Januar 2020 eingesetzt wurde, konnte endlich eine Pflegeausbildung gemäß europäischen Standards eingeführt werden. Seit diesem Zeitpunkt ist in Deutschland eine Ausbildung im neuen Beruf der Pflegefachfrau / des Pflegefachmanns möglich. Hierbei handelt es sich um eine generalistische Ausbildung, die grundsätzlich nicht mehr zwischen Kranken-, Kinderkranken- und Altenpflege unterscheidet. Die Einführung dieser neuen Ausbildung soll die Attraktivität der Pflegearbeit erhöhen und dadurch dem Fachkräftemangel in der Pflege entgegenwirken (vgl. Schaffrath, 2021, S. 219-234).

Die Ausbildungsoffensive in der Pflege zeigt schon erste Erfolge: die Zahl der Auszubildenden in der Pflege ist zum Schuljahr 2019/2020 um 8,2 Prozent im Vergleich zum Schuljahr 2018/2019 gestiegen. Zum Jahresende 2020 befanden sich bereits 53.610 Auszubildende in der Ausbildung zum neuen Beruf der Pflegefachfrau / des Pflegefachmannes (vgl. Bundesagentur für Familie, Senioren, Frauen und Jugend, 2020).

Zusammengefasst lässt sich sagen, dass in den letzten Jahren verschiedene arbeitsmarktpolitische Ansätze entwickelt und erprobt worden sind, um das deutliche Ungleichgewicht zwischen der Nachfrage nach Pflegekräften und dem Angebot, das im Bereich der Altenpflege verschärft auftritt, zu mindern. Hierbei standen Nachqualifizierung, Förderung der Erwerbsbeteiligung von Frauen, Verbesserung des Berufsimages und Rekrutie im Fokus. Es wurden Erfolge beim Personalzuwachs, in der Pflegeausbildung und in der Vergütung erzielt. Das zweite Monitoring der Konzertierten Aktion Pflege (KAP) zieht eine positive Bilanz in Bezug auf die Entlohung der Pflegekräfte und den Ausbildungsbedingungen in der Pflege. Jedoch sind einige zentrale Themen immer noch nicht umgesetzt. Erschwerend kommt die Corona-Krise hinzu, die den Pflegenotstand zusätzlich verschärft. Pflegende leisten mehr denn je und arbeiten unter Hochdruck stets am Limit. Das führt zu psychischen und physischen Erschöpfungszuständen, die letztendlich auch Kündigungen zur Folge haben (vgl. Berufsgenossenschaft für Gesundheitsdienst und Wohlfahrtspflege (BGW), 2020 & Bundesministerium für Gesundheit Aktion Pflege, 2021 & vgl. SpingerPflege Politik, 2021).

5. Fazit

Der demografische Wandel gilt neben der Globalisierung und Digitalisierung als einer der sogenannten Megatrends. Über einen langen Zeitraum wurden Debatten um die demografische Entwicklung mit sehr viel Alarmismus geführt. Das befürchtete große Schrumpfen der Bevölkerungszahl ist bisher ausgeblieben, momentan leben so viele Menschen wie noch nie seit der Wiedervereinigung in Deutschland. Gründe hierfür liegen in der Zuwanderung und der höher als erwarteten Geburtenrate, die seit 2012 wieder etwas steigt. Dadurch hat die Debatte um die Bevölkerungsentwicklung nachgelassen, jedoch steht der demografische Wandel in Deutschland nach wie vor im

Fokus von Politik und Gesellschaft. Die Ausarbeitungen in dieser Arbeit zeigen deutlich auf, dass die demografische Entwicklung den Arbeitsmarkt Pflege stark indoktriniert.

Wir leben länger und die Anzahl der Menschen wächst, die ihre längere Lebenszeit ohne Unterstützung im Alltag nicht mehr organisieren können. Somit wird Pflegebedürftigkeit einen hohen Prozentsatz der Bevölkerung treffen. Die Zahl der Pflegebedürftigen steigt bis 2050 stetig an und aus diesem Grund wird auch immer mehr Pflegepersonal erforderlich sein. Ganz eindeutig hat sich herauskristallisiert, dass der Pflegeberuf an Attraktivität gewinnen muss, um mehr junge Menschen für dieses Berufsfeld zu begeistern und Menschen, die bereits in der Pflege arbeiten, in ihrem Beruf zu halten. Hierfür sind insbesondere die Politik, aber auch Berufsverbände, Arbeitgeber und Arbeitnehmer gefordert, um letztendlich einen Handlungsrahmen für zukunftsträchtige Strategien und Lösungen zu schaffen.

Beenden möchte ich meine Arbeit mit einem Zitat der Schweizerin Liliane Juchli (1933 – 2020). Sie war eine der ganz großen Pionierinnen im Bereich der professionellen Pflege und hat als Krankenschwester, Ordensschwester und Pflegewissenschaftlerin gearbeitet:

„Ausgebrannte Pflegekräfte bringen keine Wärme mehr; wem nützt ein Leuchtturm, wenn die Lampe nicht brennt?"
(Thiel, 2020).

Literaturverzeichnis

Arbeitgeberverband Pflege (2019): Die Pflege in Zahle. Zugriff am 23.12.2021 unter https://arbeitgeberverband-pflege.de/pflege-nachhaltig-sichern/die-pflege-in-zahlen/.

Baldo, Blinkert & Klie, Thomas (2008): Soziale Ungleichheit und Pflege. In: Aus Politik und Zeitgeschichte. Wandel der sozialen Arbeit. Bonn: bpb.

Berufsgenossenschaft für Gesundheitsdienst und Wohlfahrtspflege (BGW) (2020): Pflege in Deutschland – 2012 bis 2018. Ulm: Schirmer Medien GmbH & Co. KG.

Bundesagentur für Arbeit (2020): Fachkräfteengpassanalyse. Zugriff am 29.12.2021 unter https://statistik.arbeitsagentur.de/SiteGlobals/Forms/Suche/Einzelheftsuche_Formular .html?submit=Suchen&topic_f=fachkraefte-engpassanalyse.

Bundesagentur für Familie, Senioren, Frauen und Jugend (2020): Zahl der Auszubildenden in der Pflege steigt. Zugriff am 04.01.2022 unter https://www.bmfsfj.de/bmfsfj/aktuelles/alle-meldungen/zahl-der-auszubildenden-in-der-pflege-steigt-161774.

Bundesministerium für Gesundheit Beschäftigte (2021): Bundesministerium für Gesundheit. Beschäftigte in der Pflege. Zugriff am 28.12.2021 unter https://www.bundesgesundheitsministerium.de/themen/pflege/pflegekraefte/beschaeft igte.html

Bundesministerium für Gesundheit Aktion Pflege (2021): Bundesministerium für Gesundheit.Konzentrierte Aktion Pflege. Zugriff am 05.01.2022 unter https://www.bundesgesundheitsministerium.de/konzertierte-aktion-pflege.html.

Bundespflegekammer (2021): Flucht aus der Pflege verhindern, Versorgung sichern. Zugriff am 05.12.2021 unter https://bundespflegekammer.de/news/flucht-aus-der-pflege-verhindern-versorgung-sichern.html.

Bundeszentrale für politische Bildung (2020): Gesellschaft. Zugriff am 28.12.2021 unter https://www.bpb.de/gesellschaft/bildung/zukunft-bildung/253795/altersaufbau-der-bevoelkerung-bis-2060.

Bundeszentrale für politische Bildung (2020): Nachschlagen-Lexika. Zugriff am 11.12.2021 unter https://www.bpb.de/nachschlagen/lexika/pocket-politik/16386/demografie-demografisch.

Ernst-Schmidt, Judith & Klein, Christine (2016): Demografischer Wandel in Deutschland. In: Landeszentrale für politische Bildung (LpB) (Hrsg.): Politik und Unterricht. Villingen-Schwenningen: Neckar-Verlag GmbH.

Freiling, Thomas & Gottwald, Mario (2012): Dem Fachkräftemangel in der Pflege begegnen – Personalpolitik demografieorientiert gestalten. In: Bettig, Uwe & Frommelt, Mona & Schmidt, Roland (Hrsg.): Fachkräftemangel in der Pflege. Heidelberg: medhochzwei Verlag GmbH.

Fraaß, Nicole (2012): Verbandliche Strategien zum Umgang mit dem Fachkräftemangel in der Pflege. In: Bettig, Uwe & Frommelt, Mona & Schmidt, Roland (Hrsg.): Fachkräftemangel in der Pflege. Heidelberg: medhochzwei Verlag GmbH.

Habekuß, Fritz (2017): Bundeszentrale für politische Bildung. Zugriff am 11.12.2021 unter https://www.bpb.de/politik/innenpolitik/demografischer-wandel/196903/die-wachsende-welt.

Hackmann, Tobias & Sulzer, Laura (2018): Strategien gegen den Fachkräftemangel in der Altenpflege. Zugriff am 05.01.2022 unter https://www.prognos.com/de/projekt/strategien-gegen-fachkraeftemangel-der-altenpflege.

Heckel, Margaret (2017): Bundeszentrale für politische Bildung. Zugriff am 11.12.2021 unter https://www.bpb.de/politik/innenpolitik/demografischer-wandel/196643/sozialsysteme.

Hradil, Stefan (2015): Die Alterung der Bevölkerung. In: Landeszentrale für politische Bildung (lpb) (Hrsg.): Der Bürger im Staat. Heft 2/3. Stuttgart: Schwabenverlag Media der Schwabenverlag AG.

Kochskämper, Susanna & Pimpertz, Jochen (2015): Herausforderungen an die Pflegeinfrastruktur. In: Institut der deutschen Wirtschaft Köln (Hrsg.): IW Trends Jg. 42. Köln: Institut der deutschen Wirtschaft Köln Medien GmbH.

Kühn, Franka (2017): Bundeszentrale für politische Bildung. Zugriff am 06.12.2021 unter http://www.bpb.de/politik/innenpolitik/demografischer-wandel/196911/fertilitaet-mortalitaet-migration.

Kuhlmey, Adelheid & Blüher, Stefan (2014): Demografische Entwicklung in Deutschland – Konsequenzen für Pflegebedürftigkeit und pflegerischen Versorgung. In Schaeffer, Doris & Wingenfeld, Klaus (Hrsg.): Handbuch Pflegewissenschaften. Weinheim und Basel: Beltz Juventa Verlag.

Lach, Maren (2018): Pflegekräfte über 50. Norderstedt: Books on Demand GmbH.

Lauter, Markus (2017). „Arbeitnehmer in der Pflege." Das Magazin der Landespflegekammer Rheinland-Pfalz.

Panjas, Jennifer (2021): Pflege in Zahlen 2021. Zugriff am 28.12.2021 unter https://www.caritas.de/neue-caritas/heftarchiv/jahrgang2021/artikel/pflege-in-zahlen-2021.

Pflegenot Deutschland (2021): Personalmangel Pflege. Zugriff am 04.01.2022 unter
https://www.pflegenot-deutschland.de/ct/personalmangel-pflege/.

Pieper, Oliver (2021): Wie Deutschland in der Pflege wegschaut. Zugriff am 04.01.2022 unter
https://www.dw.com/de/wie-deutschland-in-der-pflege-wegschaut/a-58656818.

Prantl, Heribert (2015): Das Altern als Glücksfall für die Gesellschaft. In: Landeszentrale für
politische Bildung (lpb) (Hrsg.): Der Bürger im Staat. Heft 2/3. Stuttgart:
Schwabenverlag Media der Schwabenverlag AG.

Pyrlik, Claudius (2021): Pflege in Deutschland: Status und Perspektive.
Regensburg: Best-off-Verlag.

Schaffrath, Maximiliane (2021): Systemrelevant. Stuttgart: Hirzel Verlag.

Simon, Michael (2014): Gesundheitspolitische und ökonomische Rahmenbedingungen der
Pflege. In Schaeffer, Doris & Wingenfeld, Klaus (Hrsg.): Handbuch
Pflegewissenschaften. Weinheim und Basel: Beltz Juventa Verlag.

SpringerPflege Politik (2021): Bundespflegekammer: „Pflege muss Chefsache werden".
Zugriff am 06.01.2022 unter:
https://www.springerpflege.de/politik/-pflege-muss-chefsache-werden-/19167380

Statista Demografischer Wandel (2021): Statistiken zum Demografischen Wandel.
In: Statista GmbH. Zugriff am 11.12.2021 unter
https://de.statista.com/themen/653/demografischer-wandel/#dossierKeyfigures.

Statista Erwerbstätigenquote (2021): Statistiken zur Erwerbstätigenquote.
In: Statista GmbH. Zugriff am 27.12.2021 unter
https://de.statista.com/statistik/daten/studie/198921/umfrage/erwerbstaetigenquote-in-
deutschland-und-eu-nach-geschlecht/.

Statista Lebenserwartung (2021): Statistiken zur Lebenserwartung. In: Statista GmbH.
Zugriff am 27.12.2021 unter
https://de.statista.com/statistik/daten/studie/273406/umfrage/entwicklung-der-
lebenserwartung-bei-geburt--in-deutschland-nach-geschlecht/.

Thiel, Veronika (2020): Geschichten die die Pflege schreibt: Wir sind keine Helden.
Norderstedt: Books on Demand GmbH.

Tittes, Maria (2019): Was hilft gegen den Fachkräftemangel in der Altenpflege?
Norderstedt: Books on Demand GmbH.

Troger, Hermann (2019): 7 Erfolgsfaktoren für wirksames Personalmanagement.
Wiesbaden: Springer Gabler Verlag.

Walhalla Fachredaktion (2021): Das Sozialgesetzbuch SGB I bis SGB XIV.
Regensburg: Walhalla Fachverlag.

Weber, Hannes (2019): Demografischer Wandel   Mythos – Illusion – Realität.
Stuttgart: Kohlhammer Verlag.

BEI GRIN MACHT SICH IHR WISSEN BEZAHLT

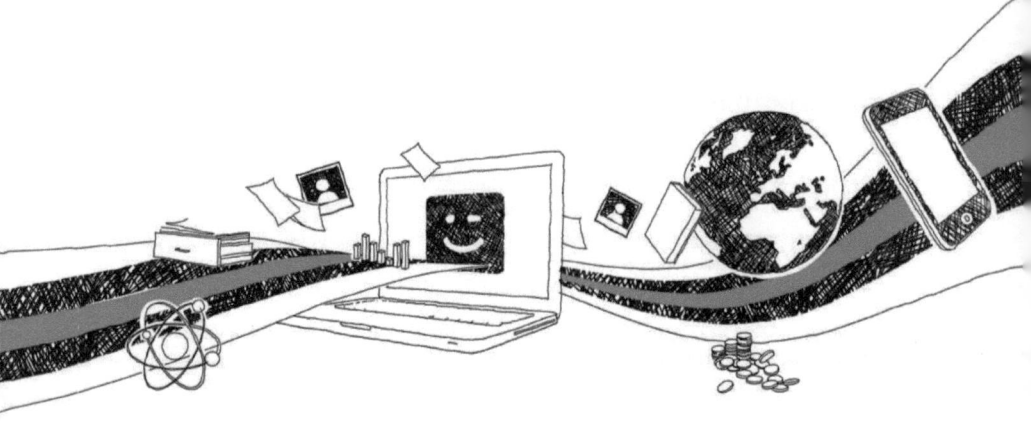

- Wir veröffentlichen Ihre Hausarbeit,
  Bachelor- und Masterarbeit

- Ihr eigenes eBook und Buch -
  weltweit in allen wichtigen Shops

- Verdienen Sie an jedem Verkauf

Jetzt bei www.GRIN.com hochladen
und kostenlos publizieren

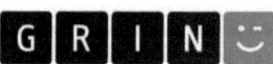